jours infidèle des malades, qu'on la fera progresser, c'est en multipliant les observations et les recherches, sous toutes les latitudes, dans tous les pays, à bord de tous les navires et dans les circonstances les plus variées, et c'est là précisément ce que ne cessent de faire, depuis 20 ans, les médecins de la marine, dont on a bien voulu invoquer l'opinion.

La question en vaut bien la peine. La colique sèche, pour lui conserver le nom qu'elle a pris dans le débat, règne dans presque tous les pays situés sous la zone torride ; tous les navires qui stationnent dans ces parages en subissent les atteintes. Les malades renvoyés en France à la suite de cette affection et traités dans nos hôpitaux, se comptent, chaque année, par centaines, ainsi que les congés de réforme ou de convalescence délivrés pour le même motif. Elle vient, en un mot, sous le double rapport de la gravité et de la fréquence, réclamer une place à côté de la fièvre intermittente, de la dysenterie et de l'hépatite, ces redoutables endémies des pays chauds.

Nous avons, on le comprendra facilement, été frappés les premiers de cette similitude de symptômes et, dans le principe, nous avons pensé, nous aussi, à l'intoxication saturnine; chacun s'est efforcé, de son côté, d'en découvrir la source, et si nous y étions parvenus, il y a longtemps que des mesures préventives auraient été adoptées et que cette maladie aurait cessé de décimer nos équipages, mais toutes nos recherches ont abouti à une négation, toutes les analyses ont été sans résultat, tous les faits plaident en faveur de la non-identité, et c'est pour cela que nous soutenons cette opinion d'une manière à peu près unanime, qu'on la trouve exprimée, avec une conviction énergique, dans les nombreux travaux dont la colique sèche a été l'objet depuis quelques années, dans le mémoire si remarquable publié par M. Fonssagrives; dans les *Archives générales de médecine* (année 1852); dans les thèses de MM. les docteurs Marguen, Mauduyt, Lemarié, Barthe, Le Tersec, Bories, Lecoq, Colson, Delarue, Petit, etc., etc.; dans les comptes rendus des médecins en chef de nos colonies, et notamment dans le travail important que publie en ce moment M. Dutrouleau, premier médecin en chef de la marine; qu'on la trouve reproduite dans les nombreux rapports de fin de campagne déposés dans nos archives.

La doctrine opposée a cependant compté, dans nos écoles, un défenseur dont le talent n'aurait pas manqué de la faire prévaloir, si les faits ne lui avaient pas donné de continuels démentis. Le docteur Raoul, médecin-professeur au port de Brest, après avoir longtemps partagé l'opinion de ses confrères, l'abandonna pendant les dernières années de sa vie, et passa dans le camp opposé. Malgré l'autorité que donnait à ses paroles un vaste savoir uni à une connaissance approfondie des maladies des pays chauds, il ne put réussir à porter la conviction dans les esprits, et les travaux précédemment cités le prouvent. Tous constatent ce premier fait qui aplanit le terrain, c'est que la colique sèche présente partout les mêmes symptômes, que ses caractères nettement tranchés sont invariables. Il n'y a ici ni confusion à craindre, ni erreur de diagnostic à redouter. Les malades ne s'y méprennent pas plus que le médecin. Il ne peut donc être question ni de coliques rhumatismales, ni de coliques causées par l'ingestion de boissons glacées. La colique sèche est une maladie à part, qui naît et se généralise dans des localités et sous des influences déterminées. Les quelques cas observés de loin en loin, dans les hôpitaux de Paris, sont identiques à ceux qui passent sans cesse sous nos yeux. Elle présente avec l'intoxication saturnine la ressemblance la plus frappante, elle amène les mêmes accidens, conduit au même résultat et cependant, quelque étrange que cela puisse paraître, le plomb y est complètement étranger. Je vais le prouver en faisant appel à mes souvenirs et aux travaux de mes confrères.

La colique sèche n'est pas un empoisonnement saturnin :

1° Parce que l'agent toxique n'existe pas à bord de nos navires, sous une forme qui lui permette de déterminer des accidens;

2° Parce que la maladie qu'on lui attribue se développe dans des conditions qui excluent toute possibilité d'intoxication;

3° Parce que, si les deux affections se ressemblent par leurs symptômes, elles diffèrent par la rapidité de leur marche et par la gravité de leur pronostic.

I. — Pour que le plomb puisse être absorbé et pour qu'il s'introduise dans l'économie, il faut qu'il soit mêlé à l'air atmosphérique, aux alimens ou aux boissons ; aussi les a-t-on successivement accusés de recéler l'agent toxique, et je dois commencer par les justifier :

L'air est vicié, dit-on, par l'énorme quantité de peinture à base de plomb que l'on emploie à bord des navires, des navires de guerre, je suppose, car les navires de commerce sont à l'abri d'un pareil soupçon. Or, les navires de guerre sont peints en totalité à l'époque de l'armement, et comme l'armement se fait dans les ports de France et que la colique sèche n'y règne pas, l'équipage et l'état-major vivent au milieu de cette atmosphère, sans qu'on la voie éclater. Ce n'est que plusieurs mois, parfois un an après, lorsque le bâtiment arrive dans la sphère d'action de cette maladie, qu'elle se déclare, et la peinture a eu bien des fois le temps de sécher. Il arrive parfois, qu'en cours de campagne, on rafraîchisse la peinture du pont et de la batterie ; comme la température est élevée, que ces parties du navire sont bien aérées, la dessication en est rapide, et cette mesure n'a pas d'inconvéniens. Pour la rendre responsable de l'invasion de la colique sèche, il faudrait qu'elles coïncidassent, et personne ne l'a jamais remarqué. « Une expérience que nous ne provoquions pas, dit M. Fonssagrives, est venue à deux reprises nous montrer le peu » d'influence de la peinture à la céruse sur la production des » coliques, ou l'aggravation de celles qui existaient déjà. Les » murailles du navire (l'*Eldorado*) furent, en effet, peintes à » deux reprises, et quoique l'odeur fût flagrante et pénétrât » partout, nos malheureux malades, qui n'attendaient, en » quelque sorte, qu'un prétexte pour rechuter, ne s'aperçu» rent en rien de cette condition défavorable. » Ce ne sont pas là, qu'on le sache bien, des faits isolés, c'est une expérience qui se répète plusieurs fois chaque année, et toujours avec le même résultat. Enfin, et ce dernier argument paraîtra probablement sans réplique, on a substitué, depuis plusieurs années, le blanc de zinc au blanc de plomb, dans la préparation de la peinture qu'on emploie à bord de nos navires, et cependant les cas de colique sèche ne sont pas plus rares que par le passé. Voyons maintenant si les accusations intentées aux boissons dont nos hommes font usage sont plus justes et plus fondées.

L'eau qui se consomme à bord provient de deux sources : de l'approvisionnement fait au départ et qu'on renouvelle à chaque relâche, de la cuisine distillatoire introduite, depuis quelques années, à bord des bâtimens de l'État. La première est conservée dans des caisses en tôle, et par conséquent à l'abri de tout soupçon ; on ne peut donc incriminer que l'eau distillée. On a dit que les coliques sèches étaient devenues beaucoup plus communes à bord des navires du commerce depuis l'adoption de ces appareils; on a parlé de tuyaux de plomb que l'eau traversait, avant d'être livrée à la consommation. Je ne suis pas complétement renseigné sur ce qui se passe à bord de ces bâtimens, mais je sais parfaitement bien ce qui a lieu à bord des navires de guerre, dont l'équipage, beaucoup plus nombreux, est soumis à l'observation constante de médecins, dont l'attention est depuis longtemps éveillée sur ce point. Or, les cuisines distillatoires dont nous nous servons, sont en cuivre étamé, ainsi que leurs tuyaux de conduite, et depuis leur introduction, les cas de colique sèche ne sont ni plus ni moins nombreux qu'auparavant. J'en ai observé un certain nombre, j'en ai été atteint moi-même, à bord de la corvette de charge la *Fortune*, en station dans les mers de l'Inde, pendant le cours des années 1841, 1842 et 1843, nous n'avions cependant pas de cuisine distillatoire, et les autres navires de la station, qui en étaient également dépourvus, ne furent pas plus favorisés que nous. Je pourrais en dire autant des bâtimens marchands que j'ai eu l'occasion de visiter à cette époque. Les goëlettes des stations locales ne consomment pas d'eau distillée et la colique sèche y est aussi commune que partout ailleurs. La contre-épreuve se présente d'elle-même : le brick l'*Abeille*, par exemple, pendant sa station au Sénégal, n'a pas présenté un seul cas de cette maladie, bien que l'équipage ne fît usage que d'eau distillée (M. Fonssagrives); ceux qui furent observés par Segond, à Cayenne, en 1836 et 1837; ceux qui se présentent parmi les troupes en garnison dans nos colonies, ne peuvent, d'ailleurs, être attribués à cette cause.

Il faudrait, pour éclairer la question, dit M. Guérard, obtenir des échantillons de cette eau distillée et en faire l'analyse pour y rechercher la présence du plomb. M. Guérard ne nous fait pas l'injure de supposer, je pense, que nous ayons négligé jusqu'ici ce moyen de nous éclairer. Ces analyses ont été faites à diverses reprises et dans des conditions différentes, par M. Fonssagrives, à bord de l'*Eldorado*, au Sénégal; à bord de l'*Armide*, aux Antilles, par M. Lecoq et par le pharmacien de la frégate (Lecoq, thèse inaugurale, Paris, 1855); par M. Le Tersec, à bord de la *Capricieuse*, dans les mers de l'Inde (Le Tersec, thèse inaugurale, Montpellier, 1855). Le résultat a toujours été complétement négatif. On ne peut pas, je crois, invoquer ici l'imperfection des procédés suivis; les réactions à l'aide desquelles on décèle la présence du plomb dans les liquides, sont trop simples pour qu'on puisse leur opposer cette fin de non recevoir. « Dans quelques circonstances, dit » M. Le Tersec, on a pu recueillir à la surface de l'eau, dans » la cale, une matière grasse, verdâtre, qui n'était autre chose » qu'un peu de margarate de cuivre, il est vrai ; mais, dans ce » cas, l'eau n'a pas été délivrée comme boisson et nous nous » sommes même assuré qu'elle ne tenait en dissolution » aucune trace de cuivre sensible aux réactifs et dont la pré- » sence, d'ailleurs, eût pu déterminer tout au plus des sym- » ptômes d'empoisonnement, tout à fait différens des acci- » dens qui caractérisent la colique nerveuse. Voici comment » nous avons pu expliquer la présence de ce margarate de » cuivre : Dans les rares circonstances où l'appareil a été » démonté, pour être visité, avant d'être remis en place, » chaque boulon en cuivre était enduit d'un corps gras dont » l'excédant était entraîné par la vapeur, dans les jours qui » suivaient la réparation. » Ainsi donc, ni l'eau des caisses, ni celle qui provient de la cuisine distillatoire ne contiennent de plomb; mais les vases, dans lesquels on la délivre à l'équipage pourraient en renfermer, et je veux aller au devant de cette objection. L'eau que consomment le commandant, l'état-major, les aspirans et les maîtres est conservée, comme à terre, dans des filtres, des vases de terre, de verre, ou de porcelaine, ce qui ne les empêche pas de contracter la colique sèche, comme les autres ; celle qui est destinée à l'équipage est contenue dans un réservoir en bois nommé charnier; les hommes aspirent le liquide, à l'aide de tubes métalliques fixés à ce réservoir. Les tubes sont en fer-blanc ou en zinc; et pour qu'on n'accuse pas la petite quantité de soudure qu'ils peuvent présenter, je rappellerai que sous les tropiques, dans les longues traversées, alors qu'il devient indispensable d'économiser l'eau et d'empêcher les matelots d'en faire un abus préjudiciable à leur santé, on leur distribue leur ration, dans des bidons en bois, ce qui ne les préserve pas le moins du monde de la maladie.

Le vin a dû nécessairement être incriminé à son tour, et cela avec d'autant plus de justice apparente, qu'on le sophistique parfois avec de la litharge. On ne peut guère admettre qu'il en soit ainsi de celui qui provient de nos ports; l'État l'achète directement aux propriétaires de vignobles, il ne sort pas des mains de ses agens, et personne n'a d'intérêt à lui faire subir cette criminelle altération. Le même vin est d'ailleurs délivré à tous les navires, quelle que soit leur destination ; il serait surprenant qu'inoffensif pour la majorité des équipages, il réservât son action toxique pour les bâtimens des stations intertropicales. Le vin pris en cours de campagne, dans les colonies, n'est pas dans le même cas ; sa pureté peut être à bon droit suspectée ; s'il renfermait du plomb, comme tous les hommes de l'équipage en consomment chaque jour la même quantité, les mêmes accidens devraient se montrer chez tous à la fois, à des nuances d'intensité près, ils devraient éclater au même moment, et c'est ce qui n'arrive jamais. Il est des pays, Pondichéry, par exemple, où, d'après les rapports de M. Collas, chargé de la direction du service médical de cette colonie, la colique sèche est à peine connue, tandis qu'on la voit fatalement éclater à bord des navires qui séjournent sur cette rade. L'attribuera-t-on au vin pris à terre et que la population consomme sans inconvéniens, ou à celui que le navire a pris en France, et dont l'équipage a fait usage, pendant cent ou cent vingt jours qu'a duré la traversée. Enfin, cette fois encore, la preuve chimique vient confirmer le raisonnement. Ces vins ont été soumis aux mêmes analyses que l'eau, par les mêmes expérimentateurs, avec le même résultat négatif. « Nous avons inutilement recherché, dit M. Fons-» sagrives, à l'aide des réactions qui décèlent le plomb, à con-» stater la présence de ce corps dans le vin donné à l'équi-» page, nous n'en avons pas trouvé un atome. » — « Le vin du » bord, dit M. Lecoq, a été soumis à l'analyse et examiné » avec le plus grand soin, je dirai même avec l'intention d'y » découvrir du plomb, et toujours sans succès. » — « J'ai » soumis plusieurs fois à l'analyse les alimens et les boissons » de l'équipage, j'ai notamment traité le vin par l'acide sulf-» hydrique, sans obtenir de résultats qui puissent dénoter la » présence du plomb. » (Barthe, thèse inaugurale.) Ces recherches étaient faites avec d'autant plus d'attention, que nos confrères auraient été heureux de pouvoir apporter une preuve expérimentale à l'appui de l'opinion du professeur Raoul qui leur inspirait à tous une si légitime confiance. Raoul, alors qu'il centralisait le service médical à la station des côtes

occidentales d'Afrique, fut frappé de ce fait, que les Anglais, qui y comptent plus de navires que nous, ne connaissent pas la colique sèche. Il l'attribua à ce que leurs hommes ne boivent pas de vin et reçoivent en échange une ration de grog. S'il en était ainsi, comme ce régime réglementaire est le même partout, les Anglais devraient jouir de la même immunité dans toutes les mers, et c'est le contraire qui arrive. « Les chirur-
» giens anglais de Bombay, dit M. Lemarié (thèse inaugurale,
» Montpellier, 1851) reçoivent un grand nombre de malades
» atteints de colique sèche des postes et des bâtimens du Sind
» et du golfe Persique, ceux de Calcutta, de la navigation du
» Gange et du golfe du Bengale. » Dans les mers de l'Inde et de la Chine, les navires anglais et américains ne sont pas plus favorisés que les nôtres sous ce rapport ; M. Le Tersec s'en est maintes fois assuré, et j'ai pu faire la même observation au Bengale.

Les alimens solides n'ont été sérieusement incriminés par personne et cela se conçoit : jamais, à bord, ils ne sont en contact avec une parcelle de plomb. Les farines, les viandes salées sont renfermées dans des barils, les légumes secs, le biscuit, dans des soutes en bois ; rien de tout cela ne peut donner prise au moindre soupçon, car je ne pense pas que l'étamage des vases en cuivre puisse en faire naître. S'il en était autrement, personne ne pourrait se croire à l'abri de la colique de plomb, et, comme le mode de préparation est le même, à bord de tous les navires, on devrait l'observer partout.

Il restait à faire une dernière épreuve, à rechercher le plomb dans les produits de sécrétion des malades atteints de colique sèche. L'analyse présentait ici de plus grandes difficultés, aussi a-t-elle été confiée à des chimistes habitués à ces expériences délicates. Raoul, qui avait un si grand intérêt à les voir réussir, pria M. Hétet, aujourd'hui pharmacien professeur au port de Toulon, d'examiner les urines, la salive, le mucus buccal des malades traités dans son service. Jamais M. Hétet n'a pu y découvrir la moindre trace de plomb. M. Lépine, chef du service pharmaceutique à Pondichéry, n'a pas été plus heureux dans les tentatives de même nature auxquelles il s'est livré, à la prière de M. Collas, chez des sujets qui présentaient le liseré gingival de Burton le mieux dessiné. Disons enfin que, chaque jour, on administre des bains sulfureux aux malades qui reviennent des colonies et qu'il ne nous est pas arrivé une seule fois de déterminer cette coloration de la peau qui se manifeste dans l'intoxication saturnine.

Si, comme nous venons de le démontrer, il est impossible de découvrir la présence du plomb dans l'air que respirent les marins, dans les alimens dont ils se nourrissent ; dans les boissons dont ils font usage, dans les humeurs de ceux que la colique sèche a frappés, nous sommes autorisés, ce me semble, à nier de la manière la plus formelle l'intervention de cet agent toxique. Nous allons toutefois aborder un autre ordre de preuves.

II. — Tous les navires, avons-nous dit, sont soumis aux mêmes règles, aux mêmes influences hygiéniques, à part le climat bien entendu. Si la maladie qui nous occupe dépend de l'une d'entre elles, pourquoi n'éclate-t-elle jamais dans nos escadres de la Méditerranée, dans nos stations des côtes d'Espagne et de Portugal, de Terre-Neuve, etc. ? Pourquoi attend-elle pour se manifester que les navires soient arrivés dans certains parages ? Pourquoi la voit-on se montrer à la mer à bord de bâtimens pour lesquels rien n'a changé que la latitude, ainsi que cela est arrivé à bord de la *Fortune*, à l'époque que j'ai indiquée? Le fait suivant que j'emprunte à la thèse de M. Lecoq, est encore plus probant :

« Au mois de juillet 1846, nous partons de Brest pour aller » prendre le commandement de la station de l'Indo-Chine » (à bord de la frégate la *Gloire*); nous arrivons après sept » mois de traversée, dans les mers de Chine, où nous visitons » successivement Macao, Canton, puis Tousane en Cochin- » chine. Pendant tout cet espace de temps qui comprend une » période de quatorze mois, pas un seul cas de colique ner- » veuse ne s'est déclaré parmi notre équipage. Au mois » d'août 1847, nous faisons naufrage, dans un Archipel, sur » les côtes de la Corée et nous nous réfugions sur une île in- » habitée, où nous formons un camp en attendant les navires » qui doivent nous rapatrier, couchant sur le sol, à l'abri de » tentes formées avec les voiles de nos bâtimens. Quinze jours » après notre débarquement, sur cette île, de nombreux cas » très graves de colique nerveuse éclatent parmi notre équi- » page. Celui de la corvette la *Victorieuse*, notre compagne » d'infortune, fut aussi maltraité que nous et paya un large » tribut à l'affection que nous venions de contracter depuis » notre débarquement sur l'île que nous habitions depuis » quinze à vingt jours. Voilà la maladie, où en est la cause? » Est-il logique d'aller la chercher dans le plomb de nos na- » vires que nous avions abandonnés depuis plusieurs jours? » Dans la litharge de notre vin dont nous fûmes à peu près » complétement privés après notre naufrage? Non, évidem- » ment. »

M. Marroin, chirurgien principal de la marine, chargé, pendant les années 1850, 1851 et 1852, de la direction du service de santé à l'hôpital de la marine à Montevideo, s'exprime ainsi dans un rapport inséré dans les *Nouvelles Annales maritimes*, (août 1852) : « J'ai soigné des capitaines et des matelots du » commerce, arrivant des Antilles. L'investigation la plus » minutieuse ne m'a fait découvrir de plomb ni sur la pein- » ture qui était à la chaux, ni dans la cargaison de leurs bâti- » mens. Il m'est arrivé maintes fois de soigner les patrons ou » les matelots des barques qui font la navigation des affluents » de la Plata ; leur commerce consiste uniquement en tabac, » fruits, cuirs, où auraient-ils absorbé du plomb? » Le plomb est, comme le fait observer M. Fonssagrives, un des poisons les plus généraux, il n'est guère d'idiosyncrasie qui lui résiste. Je sais que dans les fabriques il épargne quelques individus, que tous les ouvriers ne sont pas atteints avec la même violence, mais en somme, si l'on suppose un certain nombre de personnes soumises à la même dose de cet agent toxique, la presque totalité en subira les atteintes. C'est le contraire à bord de nos navires, où la colique sèche n'atteint en général qu'une fraction de l'équipage.

Le plomb est toxique à tous les âges de la vie, il n'épargne pas les enfants. M. Tanquerel des Planches s'est assuré qu'ils contractaient la colique avec la plus grande facilité, plus fréquemment même que les adultes. Il cite plusieurs fabriques dans lesquelles on a été obligé de les renvoyer parce qu'ils tombaient trop souvent malades ; des chefs d'atelier qui ont dû congédier leurs apprentis pour le même motif. Il n'y a là rien qui puisse surprendre. Le plomb ne peut pas faire exception à la loi générale, et les poisons comme les médicamens produisent, à doses égales, des effets d'autant plus énergiques que les sujets sont plus jeunes. La colique sèche diffère encore sous ce rapport de l'intoxication saturnine. Elle épargne les enfans dans les colonies et les mousses à bord des bâtimens;

ce dernier fait a été invoqué par les médecins qui accusent le vin sophistiqué de la produire, mais tout le monde sait que si les règlemens n'accordent pas de vin aux mousses, ils n'en sont pas privés pour cela et qu'ils prennent part à la ration des hommes de leur plat.

La colique sèche n'est pas une affection propre aux navires; à part quelques exceptions que j'ai signalées, elle règne dans presque tous les pays chauds. Elle sévit souvent avec intensité dans les garnisons de nos colonies; et cependant les soldats habitent des casernes peintes à la chaux et ne boivent pas d'eau distillée. Les cas les plus nombreux et les plus graves proviennent des postes détachés établis souvent dans l'intérieur. La peinture y est inconnue, le plomb ne peut y être soupçonné.

La colique sèche enfin offre, au plus haut degré, le caractère épidémique, et ce dernier caractère distinctif me conduit à dire un mot des causes qui peuvent la déterminer. En ce qui a trait à ce point difficile d'étiologie, les opinions ne présentent pas la même unanimité. Le désaccord est pourtant plus apparent que réel. Tous les médecins qui ont observé la colique sèche lui reconnaissent :

1° Pour condition indispensable, une température élevée;

2° Pour cause essentielle, un état spécial de l'organisme caractérisé par une débilité profonde;

3° Pour cause occasionnelle, les variations atmosphériques et les refroidissemens.

Température. — La colique sèche ne règne que dans les pays chauds. Pendant le cours d'une longue station dans les mers de Chine, à bord du *Cassini*, M. Fallier a remarqué que jamais elle ne se montrait lorsque le thermomètre était au-dessous de 22° centig.; qu'au delà de ce chiffre, le nombre et la gravité des cas nouveaux et des rechutes s'élevaient et s'abaissaient avec lui. Il ne faudrait pas ériger ce fait en loi générale, et assigner à la maladie qui nous occupe des limites invariables, mais il n'en offre pas moins un vif intérêt.

La colique sèche est d'antant plus fréquente et d'autant plus meurtrière qu'on l'observe sous un climat plus ardent. La côte occidentale d'Afrique, le pays le plus chaud du globe, certains points de l'Inde et de la Chine, qui s'en rapprochent sous ce rapport, marchent en première ligne; les côtes de Madagascar, les Comores, Cayenne, le Brésil, les Antilles, jouissent d'une température plus supportable et la colique sèche y sévit avec moins d'intensité; on l'observe enfin sous une forme encore plus atténuée, dans les mers du Sud et sur les bords de la Plata. Cette règle comporte quelques exceptions, mais elles ne lui ôtent rien de sa valeur.

C'est pendant la saison la plus chaude de l'année, pendant l'hivernage qu'elle sévit avec le plus d'intensité.

Dans toutes les stations, les bateaux à vapeur qui empruntent à leur machine un surcroît de température sont plus cruellement éprouvés que les navires à voiles : je ne me rappelle pas, dit M. Fonssagrives, avoir vu, pendant les quatre années que j'ai passées sur la côte d'Afrique, un seul navire à vapeur qui n'ait eu à souffrir de la colique sèche; quelques-uns d'entre eux, et en particulier le *Caraïbe*, l'*Espadon*, l'*Australie*, l'*Eldorado*, ont été fortement maltraités; tandis que les bâtimens à voiles, plus nombreux, et présentant un effectif plus élevé, ont joui d'une immunité remarquable. Le même fait se reproduit dans les mers de l'Inde, aux Antilles, partout, en un mot, où l'on peut faire des observations comparatives.

Les hommes que leur profession retient près d'un foyer permanent de chaleur, paient à la colique sèche un plus large tribut que leurs camarades. C'est ainsi qu'elle affecte une sorte de prédilection pour les chauffeurs, les mécaniciens, les hommes chargés de la cuisine distillatoire, les boulangers, les cuisiniers de l'équipage, du commandant, de l'état-major, des élèves, les hommes qui leur sont adjoints, les infirmiers qui préparent les alimens des malades. A bord de l'*Espadon*, sur 21 malades, 8 appartenaient à ces diverses professions; à bord du *Cassini*, elles ont offert à M. Fallier huit fois plus de coliques sèches que les autres; le *Crocodile*, à Madagascar, a vu tous les chauffeurs successivement atteints; il en est de même dans toutes les stations. Une température élevée est donc une condition indispensable; tout le monde est d'accord sur ce point; mais il n'en est plus de même à l'égard du second.

Débilité, anémie. — La colique sèche, personne ne le conteste, ne se montre guère que chez les hommes profondément affaiblis; mais, pour quelques médecins, cet état d'anémie suffit pour la produire, quelle que soit d'ailleurs la cause qui l'ait amené, tandis que les autres le considèrent comme le résultat d'une infection miasmatique identique. MM. Marroin, Le Tersec, Bories, etc., la comparent à celle que détermine la fièvre intermittente, offrant seulement avec elle une grande analogie, aux yeux de M. Fonssagrives, complétement distincte dans l'opinion de M. Dutrouleau. Je ne pourrais, sans m'écarter du plan que je me suis tracé, me livrer à ce sujet à une discussion approfondie. D'une part, la colique sèche présente dans son invasion, dans sa marche, dans ses apparitions capricieuses et jusque dans ses symptômes tous les caractères des maladies infectieuses; de l'autre, je ne puis me décider à la regarder comme une des formes de l'intoxication paludéenne, parce que, s'il en était ainsi, elle devrait se montrer plus fréquente et plus grave à terre, au voisinage des marais, qu'à bord des navires, moins immédiatement exposés à leur influence, tandis qu'elle attaque plus particulièrement ceux-ci, parce qu'on la voit parfois éclater dans des parages exempts de fièvres, chez des hommes qui n'en ont jamais été atteints, parce qu'enfin, le caractère essentiel des affections paludéennes est la périodicité, et que la colique sèche ne le présente pas. J'éprouve également quelque répugnance à reconnaître un miasme spécial pour chacune des maladies propres aux pays chauds, pour la dysenterie, pour l'hépatite, pour la colique sèche, pour la fièvre jaune. Il faut, je crois, être sobre de ce genre d'explications, sévère lorsqu'il s'agit d'admettre, *à priori*, ces causes occultes qui ne tombent pas sous les sens. Je serais donc plus disposé à me rallier à l'opinion moins absolue de M. Fonssagrives, en appelant avec lui de nouvelles recherches sur ce point intéressant. Le principe encore inconnu de cette maladie existe peut-être, comme il le soupçonne, dans les cales de nos navires à voiles, dans les soutes à charbon de nos bateaux à vapeur, mais ce sont là de simples conjectures, qu'il ne faut pas présenter comme des faits démontrés.

Refroidissement. — Quoi qu'il en soit, lorsque cette prédisposition existe, lorsque les influences précédentes ont agi, il ne faut à la maladie qu'un prétexte pour éclater, et les variations brusques de température, les refroidissemens, les suppressions de transpiration sont là pour le lui offrir. Je sais combien cette étiologie est banale, je sais qu'on la met en avant à l'occasion de toutes les maladies et cependant, en ce qui concerne la colique sèche, il est impossible de ne pas la prendre au sérieux. Toutes les relations médicales, toutes les observations particulières la signalent et j'ai pu maintes fois moi-même en constater la réalité. La relation de cause à effet est trop manifeste, dans la plupart des cas, pour qu'on puisse élever des doutes. Les chauffeurs, les mécaniciens, les boulangers quittent leurs fournaises aussitôt que le service le leur permet, pour aller respirer l'air frais du dehors, le corps baigné de sueur et la poitrine nue ; les matelots entassés pendant la nuit, dans le faux pont ou dans la batterie, soumis à une chaleur accablante, plongés dans une atmosphère à peine respirable, viennent, en dépit des conseils qu'on leur donne, se coucher et s'endormir sur le pont ; les officiers eux-mêmes n'ont pas toujours le courage de résister à la tentation d'en faire autant, et c'est souvent à la suite de ces imprudences que la maladie se déclare.

Toutes ces causes s'enchaînent, on le voit, et, quelle que soit la part qu'on fasse à chacune d'elles, elle sera toujours assez large pour qu'il soit inutile de recourir à une autre explication et d'invoquer un agent toxique dont la présence ne peut se démontrer.

III. — Il me reste enfin à signaler quelques différences dans le mode d'invasion, la marche et le pronostic des deux maladies. Les symptômes sont les mêmes, les phénomènes consécutifs, la paralysie, les accidens cérébraux offrent les mêmes caractères, mais les maladies de plomb sont précédées par une période prodromique, à laquelle M. Tanquerel des Planches donne le nom d'intoxication saturnine primitive, et dont les signes sont assez tranchés pour être souvent reconnus par les chefs d'atelier et par les ouvriers des fabriques. Ils consistent dans une saveur sucrée, une odeur spéciale de l'haleine, une coloration de la peau, désignée sous le nom d'ictère saturnin, dans ce liseré, dans cette teinte grisâtre des gencives, enfin, à laquelle on semble attacher tant d'importance dans la question qui nous occupe. Rien de tout cela ne s'observe avant l'invasion de la colique sèche, rien, pas même le liseré gingival de Burton, qui n'a jamais, que je sache, été signalé avant le début de la maladie, et qu'on ne retrouve même pas d'une manière constante pendant son cours. MM. Dutrouleau et Fonssagrives ne l'ont jamais vu chez leurs malades, M. Lecoq ne l'a rencontré que chez la moitié des siens, beaucoup d'observateurs n'en parlent même pas. J'ai eu l'occasion de le constater fréquemment, mais je l'ai vu manquer souvent, et, par compensation, je l'ai remarqué plusieurs fois sur des sujets revenant des colonies dans un état de chloro-anémie profonde, mais sans avoir eu de coliques sèches. Cette dernière considération lui ôte, à mes yeux, beaucoup de sa valeur.

L'intoxication saturnine la plus grave peut survenir sans coliques. Elle peut apparaître, pour la première fois, sous forme d'arthralgie, de paralysie, d'encéphalopathie. M. Tanquerel des Planches a réuni 276 cas de cette espèce. Dans la maladie qui fait l'objet de ce travail, c'est toujours la colique qui ouvre la scène.

La marche de la colique sèche, dans les cas graves, est beaucoup plus rapide et le nombre proportionnel des décès plus considérable.

En général, les malades ne succombent à l'intoxication saturnine qu'après de nombreuses rechutes, au bout d'un temps parfois fort long. Dans la colique sèche la mort arrive, le plus souvent, après trois ou quatre mois de maladie, et quelquefois plus tôt. Dans quelques cas, l'encéphalopathie a été si promptement mortelle, qu'on a pu la qualifier de foudroyante.

Enfin, d'après les relevés de M. Tanquerel des Planches, 4,809 cas d'intoxication saturnine n'ont causé que 111 décès (1 sur 43), et la colique sèche, dans certains pays, enlève un tiers des malades. En voici quelques exemples :

L'*Eldorado*, station du Sénégal, 14 cas, 4 décès (M. Fonssagrives);

L'*Espadon*, station du Sénégal, 21 cas, 9 décès (M. Hervé);

www.ingramcontent.com/pod-product-compliance
Ingram Content Group UK Ltd.
Pitfield, Milton Keynes, MK11 3LW, UK
UKHW020552230726
13925UKWH00006B/2552